BEI GRIN MACHT SICH IHR WISSEN BEZAHLT

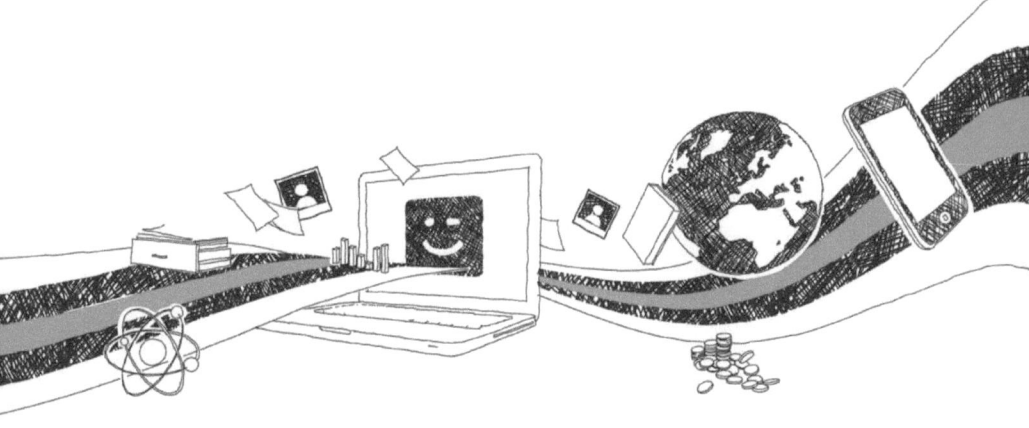

- Wir veröffentlichen Ihre Hausarbeit,
  Bachelor- und Masterarbeit

- Ihr eigenes eBook und Buch -
  weltweit in allen wichtigen Shops

- Verdienen Sie an jedem Verkauf

Jetzt bei www.GRIN.com hochladen und kostenlos publizieren

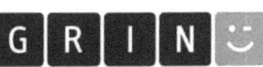

Bibliografische Information der Deutschen Nationalbibliothek:

Die Deutsche Bibliothek verzeichnet diese Publikation in der Deutschen National-
bibliografie; detaillierte bibliografische Daten sind im Internet über http://dnb.d-
nb.de/ abrufbar.

Dieses Werk sowie alle darin enthaltenen einzelnen Beiträge und Abbildungen
sind urheberrechtlich geschützt. Jede Verwertung, die nicht ausdrücklich vom
Urheberrechtsschutz zugelassen ist, bedarf der vorherigen Zustimmung des Verla-
ges. Das gilt insbesondere für Vervielfältigungen, Bearbeitungen, Übersetzungen,
Mikroverfilmungen, Auswertungen durch Datenbanken und für die Einspeicherung
und Verarbeitung in elektronische Systeme. Alle Rechte, auch die des auszugsweisen
Nachdrucks, der fotomechanischen Wiedergabe (einschließlich Mikrokopie) sowie
der Auswertung durch Datenbanken oder ähnliche Einrichtungen, vorbehalten.

Impressum:

Copyright © 2020 GRIN Verlag
Druck und Bindung: Books on Demand GmbH, Norderstedt Germany
ISBN: 9783346262462

Dieses Buch bei GRIN:

https://www.grin.com/document/921977

Jan Sulik

Scheitern die Pathologen als Hüter der klinischen Obduktion?

Hintergrund und Handlungsimplikationen in Krankenhäusern

GRIN Verlag

GRIN - Your knowledge has value

Der GRIN Verlag publiziert seit 1998 wissenschaftliche Arbeiten von Studenten, Hochschullehrern und anderen Akademikern als eBook und gedrucktes Buch. Die Verlagswebsite www.grin.com ist die ideale Plattform zur Veröffentlichung von Hausarbeiten, Abschlussarbeiten, wissenschaftlichen Aufsätzen, Dissertationen und Fachbüchern.

Besuchen Sie uns im Internet:

http://www.grin.com/

http://www.facebook.com/grincom

http://www.twitter.com/grin_com

Inhalt

Versagen die Hüter der klinischen Obduktion?

Ein Weckruf oder Nachruf

(Do the guardians of the clinical autopsy fail? A wake-up call or obituary)

Für die dauerhaft niedrigen Sektionszahlen gibt es nicht die eine, alles erklärende Ursache. Aus Sicht der Pathologie werden gern *äußere*, vermeintlich nur schwer zu beeinflussende Gründe herangezogen. Dass auch pathologie-*interne* Umstände zum Niedergang der klinischen Obduktion beitragen, wird allenfalls am Rande erwähnt [1] [2] [3] [4]. Der kritische Blick auf diese inneren Faktoren verrät, ob klinische Obduktionen in einem Krankenhaus ernsthaft gewollt werden. Wird die Bedeutung der internen Ursachen [5] nicht erkannt oder ignoriert, dann wird sich an der bedauerlichen Gesamtsituation nichts ändern.

Hintergrund

Die geringe Sektionsquote in Deutschland wird seit Jahrzehnten beklagt [6] [7] [8]. Die Klagen werden jedoch immer seltener und leiser [4], da diejenigen Pathologen und Kliniker, die die Vorteile häufiger und regelmäßiger Obduktionen noch aus eigener Anschauung kennen, naturgemäß immer weniger werden. 2017 erhielt das Thema unerwartet Rückenwind. Die Obduktionsvereinbarung gemäß § 9 Abs. 1a Nr. 3 KHEntgG zwischen dem GKV-Spitzenverband, dem Verband der Privaten Krankenversicherung und der Deutschen Krankenhausgesellschaft [9] dokumentierte offiziell, dass die klinische Obduktion nach wie vor als wertvolles Instrument der medizinischen Qualitätssicherung gilt. Finanzielle Anreize, die allerdings an hohe bürokratische Hürden geknüpft sind, sollen nun die Anzahl der klinischen Sektionen wieder erhöhen.

Veränderte gesellschaftliche (u.a. juristische) Rahmenbedingungen, strukturelle und organisatorische Unzulänglichkeiten des Gesundheitssystems, die abnehmende Bedeutung und Präsenz der Pathologie innerhalb des Medizinstudiums, mangelnde Nachfrage der klinischen Ärzte sowie die vermeintlich ablehnende Haltung der Bevölkerung werden gern als *äußere* Ursachen zur Erklärung der extrem niedrigen Obduktionsquoten herangezogen. Nach eigenen Erfahrungen lässt sich trotz allem eine erforderliche Mindestsektionsquote an Krankenhäusern dann realisieren, wenn *innere*, krankenhausorganisatorische und berufspolitische Ursachen erkannt und behoben werden. Das erfordert jedoch Einsicht und guten Willen bei allen Beteiligten. Die finanziellen Anreize der Obduktionsvereinbarung allein dürften zur Bewahrung einer ernst zu nehmenden Obduktionspathologie nicht ausreichen. [10]

Ungeachtet ihres mutmaßlichen Anteils an der Gesamtsituation sollen nachfolgend ausschließlich die pathologie-internen Ursachen für die Regression der klinischen Obduktion näher betrachtet und zur Diskussion gestellt werden. Dem Autor ist bewusst, dass sich sein Erfahrungshorizont und sein beruflicher Blickwinkel von ärztlichen oder gar chefärztlichen Perspektiven unterscheiden. Das sollte einer Debatte aber nicht im Wege stehen, sondern sie bereichern.

Wem gehört die klinische Obduktion?

Grundsätzlich erfüllt die klinische Obduktion seit ihren Anfängen die Funktion, jede ärztliche Behandlung und jeden medizinischen Erkenntnisfortschritt zu begleiten und zu reflektieren. Eine Heilkunde, die nach dem Tod eines Patienten ihre neuesten Behandlungsmethoden nicht routinemäßig überprüft, Misserfolge nicht mehr hinterfragt und aus Fehlern nicht lernt, ist schlicht unvorstellbar. Die moderne Medizin spezialisiert sich immer weiter, behandelt den Patienten immer kleinteiliger, nach Laborwerten, nach grauen oder bunt eingefärbten Bildern, anhand winziger Probestücke oder von DNA-Veränderungen. Wo, wenn nicht im Seziersaal, erfolgt der posthume Abgleich mit der morphologischen Realität? Wer kalibriert die Laborwerte? Wer verifiziert die vielen Bilder? Wer zieht das Therapiefazit, das alle Beteiligten wieder zusammenführt? Nach welchen Kriterien werden zukünftig Algorithmen programmiert und künstliche Intelligenz trainiert?

Fachlich sind klinische Obduktionen Domäne der Pathologie, aber wie lange noch? Die Bewahrung der Expertise zur wissenschaftlichen Begutachtung von Verstorbenen ist zwangsläufig an ein Minimum an Obduktionen gebunden. Wer u.U. einmal im Monat obduziert, kann nur schwerlich als Experte bezeichnet werden. Mit 150 -200 selbst ausgeführten Obduktionen während der Facharzt-Weiterbildungszeit lässt sich ein Expertenstatus kaum erreichen, geschweige denn heutzutage aufrechterhalten. Die Pathologen als offizielle Träger und Hüter der Obduktionskompetenz nehmen den schleichenden Abbau ihrer makromorphologischen Expertise auf diesem Feld widerstandslos hin. Nicht selten wird die Auffassung vertreten, dass das Sezieren mit dem Fahrrad fahren vergleichbar sei, was man auch nicht verlernen könne, aber diese Argumentation kann bestenfalls auf die technische Durchführung abzielen, nicht jedoch auf die fachliche Bewertung. Die Obduktionspathologie ist ein stark erfahrungsbasiertes Fach. Prozess- und Ergebnisqualität hängen eng von Fallzahlen ab. Pathologen selbst befürchten schon seit längerem Szenarien, dass "... durch den dramatischen Rückgang der Obduktionszahlen auch die entsprechenden Kenntnisse zu ihrer Durchführung nur noch einigen wenigen vorbehalten sind oder sogar auf Dauer ganz verloren gehen." [11] [12] [13] Schweickardt beschreibt den Prozess "... insofern als Verlustgeschichte ... als der Erfahrungsschatz der älteren Generation von Pathologen auf dem Gebiet der klinischen Sektion mit deren Ausscheiden aus dem Beruf verloren geht und damit auch das Bewusstsein für ihre Bedeutung innerhalb des Berufsstands immer weiter schwindet." [14]

Die Obduktion stellt gegenwärtig immer noch das Goldstandard-Verfahren der fachübergreifenden Qualitätssicherung für die gesamte klinische Medizin dar. Sie wird namentlich durch die Pathologie durchgeführt und fachlich verantwortet, darüber hinaus kommt Pathologen bei der Diskussion der Ergebnisse eine moderierende Funktion zu. Nutznießer sind jedoch zuvorderst all diejenigen klinischen Ärzte, die lebende Patienten behandeln [15]. Eine Krankenhauspathologie mit eigenem Sektionssaal bietet also innerhalb des Methodenportfolios der Klinik ein Verfahren an, das von allen anderen Fachrichtungen zur internen Qualitätssicherung genutzt werden kann und soll. Bei der überwiegenden Zahl der (vermeintlich klaren) Sterbefälle wird dieses Angebot allerdings gar nicht (mehr) angenommen. Die Methode Leichenöffnung und ihren Nutzen überhaupt wieder in den Köpfen der Kliniker (und möglichst schon der Medizinstudenten!) zu verankern, ist eine wichtige „innere" Voraussetzung zur Wiederbelebung der klinischen Obduktion.

Anwälte der Verstorbenen oder neutrale Dienstleister?

Ob diese Verankerung gelingt, hängt wesentlich vom konkreten Rollenverständnis der jeweiligen Krankenhauspathologen ab [16]. Sehen sie sich als Anwälte der Verstorbenen oder als neutrale Klinik-Dienstleister? Werben sie direkt (durch Ansprache) oder indirekt (durch hohe Qualität der Obduktionspathologie) bei den Klinikern für regelmäßige Leichenöffnungen? Folgen sie eher sozialethischen Motiven oder ökonomischen Zwängen? Fühlen sie sich vorrangig dem Krankenhaus verpflichtet oder den eigenen Erfolgsvorstellungen? Unter diesen Gesichtspunkten hat der jahrzehntelange Trend des Outsourcings von Pathologieleistungen der klinischen Obduktion einen schlechten Dienst erwiesen.

Grundsätzlich betonen Pathologen nach außen hin die Wichtigkeit klinischer Obduktionen. [2] [17] Dessen ungeachtet werden „völlig überhöhte" Obduktionsquoten als Bestandteil der Obduktionsvereinbarung beklagt [18], statt als Ansporn gesehen und die „restriktive Indikationsliste" bedauert, statt kreativ genutzt, obwohl sie doch von BDP und DGP mit erarbeitet wurde [19]. Erklärt wird dieser augenscheinliche Widerspruch mit im Laufe der Jahre „ausgehungerten" Sektionsstrukturen vieler Krankenhäuser [13] und damit, dass die ursprüngliche gute Idee der Indikationsliste im Zuge ihrer gesundheitsökonomischen Umsetzung durch die Vertragspartner ins Gegenteil verkehrt wurde. Der erste Einwand ist berechtigt. Mit den Sektionszahlen sind auch die Stellenpläne an den Instituten für Pathologie geschrumpft und die Sektions-Infrastruktur ist minimiert. Die meisten Institute wären heute gar nicht mehr in der Lage, eine den Erfordernissen entsprechende Sektionsquote zu bewältigen. Der zweite Einwand fällt auf die Urheber der Indikationsliste zurück, denn es gibt im Grunde nur eine einzige Indikation für eine klinische Obduktion: Ein Mensch wurde im Krankenhaus behandelt und ist dort verstorben. Nicht zuletzt die sukzessive Absenkung der Obduktions-Richtzahlen zur Facharztweiterbildung [20] [21] steht im Gegensatz zur postulierten Bedeutung klinischer Obduktionen.

4

Für den Beobachter stellt sich die Frage, ob seitens der Pathologen höhere Obduktionsquoten wirklich gewollt sind und die Sektionskompetenz unbedingt in der Fachrichtung gehalten werden soll, oder ob es sich bei diesbezüglichen Verlautbarungen um berufspolitische Sonntagsreden handelt.

Schließlich haben sich der fachliche Fokus und mit ihm die Forschungs- und Publikationstätigkeit auf die lebenden Patienten verlagert, das Methodenspektrum enorm erweitert sowie der Klassifizierungs-, Dokumentations-, Zertifizierungs- und Digitalisierungs- Aufwand stark erhöht, so dass auch ohne Obduktionen für hohe Arbeitsbelastung gesorgt ist. Unter Pathologen breitet sich Skepsis aus, „ob man die Spannbreite von der Obduktion bis zur Molekularpathologie auch personell ausfüllen könnte." [22] Bewusst oder unterbewusst steht die Rolle des „Anwalts der Toten" im Krankenhaus zurück hinter den unmittelbaren Bedürfnissen der Lebenden. Längst nicht jeder Pathologe teilt Friemanns Standpunkt: „Ich will die Obduktion als Bürger, als Patient und erst recht als Arzt - dann muss ich Sie als Pathologe auch dann durchführen, wenn es mir gerade nicht gut passt." [23]

Ist unter diesem Blickwinkel die oft beschworene Einheit des Fachgebiets noch zeitgemäß? Hat die klinische Sektion vielleicht nur dann eine Zukunft, wenn über eine Subspezialisierung „Obduktionspathologie" vorbehaltlos diskutiert wird? Wenn in Kliniken künftig die Qualitätssicherung durch reine „Anwälte der Verstorbenen" erfolgt?

Geringe Nachfrage dank fadem Angebot?

Warum nehmen klinisch tätige Ärzte die Obduktion als Methode der Wahl so selten in Anspruch? Würden sie häufiger angefordert, wenn die Kliniker das Gefühl hätten, dass regelmäßige Obduktionen ihnen mehr als bisher nutzten? Werden die Hürden vor einer klinischen Obduktion (v.a. die Erlangung der Zustimmung der Angehörigen) als zu hoch wahrgenommen? [24] Spielen womöglich grundsätzliche Vorbehalte gegen die Sektionsprozedur eine Rolle und falls ja, auf welchen negativen Erfahrungen basieren sie? Liegt es tatsächlich am vermuteten fehlenden Interesse oder unter Umständen an der Qualität des Angebots, wenn Kliniker dem direkten Blick auf die Organe keine Bedeutung mehr beimessen? Dass sich selbst ein „Leuchtturm-Institut" in einer Untersuchung dieser Frage stellt, lässt auf ein entsprechendes Problembewusstsein unter Pathologen schließen und wirft die Frage auf, wie es wohl in kleineren Institutionen um die Qualität der Obduktion bestellt ist. [25] [6]

Die Fragen deuten darauf hin, dass Pathologen durchaus Möglichkeiten hätten, bei den Klinikern langfristig eine „Nachfrage" nach Obduktionen zu stimulieren. Nur: Wer andere entflammen will, muss selbst brennen. Die Pathologie wird jedoch zunehmend von Ärzten geprägt, die ein weitaus distanzierteres Verhältnis zur Obduktion haben, als alle vorhergehenden. Dies ist kein Geheimnis und wird von Pathologen mehr oder weniger offenen geäußert. Ein mit modernsten Methoden arbeitender Krebsdiagnostiker („Lotse der Therapie" [26]) genießt (vermeintlich) höhere Anerkennung als ein „Leichenfledderer". Akademische Karrieren werden heutzutage auf molekularpathologischer

Forschung und entsprechenden Publikationen mit hohem Impact-Faktor aufgebaut, nicht auf exzellenten Seziersaal-Fähigkeiten. [4]

Viele der heutigen Entscheidungsträger dürften infolge der stark gesunkenen Sektionszahlen die zur Facharztprüfung notwendigen Obduktionsrichtzahlen selbst gerade eben erreicht haben. Die kommende Generation von Fachärzten hat das Fach nie anders kennengelernt als es sich derzeit präsentiert. Daher ist davon auszugehen, dass die meisten von ihnen die Pathologie nicht wegen, sondern trotz der Obduktionen gewählt haben. Für ihr berufliches Selbstverständnis brauchen Pathologen die Obduktion nicht mehr [27]. Die Pathologie ist im Begriff, sich immer stärker zu einer reinen Labordisziplin zu entwickeln. Schon während des Medizinstudiums spielt die klinische Obduktion praktisch keine Rolle mehr und das diesbezügliche Interesse vieler Studenten wird kaum befriedigt. [4] [28] Damit wird die Chance vergeben, bereits in diesem frühen Ausbildungsstadium Obduktionsbefürworter zu gewinnen, sowohl unter späteren Klinikern als auch zukünftigen Pathologen.

Die Facharzt-Weiterbildung in der Pathologie beginnt i.d.R. im Seziersaal. Damit wird „in blinder Tradition des 19. Jahrhunderts ... die komplexeste technische Prozedur des Fachgebiets, die gründliche Kenntnisse in Anatomie, Pathologie und Histopathologie erfordert, dem unerfahrensten Personal überlassen", obwohl sich die medizinische Ausbildung insgesamt mittlerweile stark gewandelt hat. [4] „Paradoxerweise obduziert ein Pathologe um so weniger, je mehr Obduktionserfahrung er hat." [29] Auch ist der klinischen Obduktion nicht förderlich, dass es „klinisch tätige Ärzte nicht anreizt, es im Seziersaal regelmäßig mit [unerfahrenen] Jungassistenten zu tun zu haben." [4].

Bei Pathologie-Weiterbildungsassistenten mit echtem Interesse für den Seziersaal weicht die Anfangseuphorie nach und nach einer gewissen Ernüchterung und Enttäuschung. Unter der sich mit zunehmendem Können aufbauenden Mehrfachbelastung aus täglichem Zuschnitt, histologischer Befundung, halbfertigen Sektionsberichten, Termindruck, Weiterbildungszielen, Publikationen/Promotion etc. wird jede zusätzliche Obduktion allmählich als Ballast empfunden. Spätestens mit dem Erreichen der für die Facharztprüfung vorzuweisenden Obduktionsrichtzahlen muss sich das Interesse zwangsläufig hin zum Mikroskop verlagern, wenn die vorgesehene Weiterbildungszeit eingehalten werden soll. Immerhin müssen neben 150 - 200 Obduktionen mehr als 20.000 selbst erstellte mikroskopische Befunde nachgewiesen werden. [30]

Unter heutigen gesundheitsökonomischen Zwängen sehen sich viele Institutsdirektoren und Chefärzte für Pathologie außerstande, den internen Stellenwert der klinischen Obduktion so zu fördern, wie es zur generellen Bewahrung des Verfahrens und im fachlichen Interesse ihrer Weiterbildungsassistenten notwendig wäre. Letztere bekommen rasch den Eindruck, dass Obduktionen „abgesehen von forensischen Fragestellungen nicht so wichtig sind". [12]

6

Institutsdirektoren, die während ihrer eigenen Facharztweiterbildung noch von höheren Sektionszahlen profitieren konnten, unterlagen damals noch nicht der heute üblichen Mehrfachbelastung (auch wenn die eigene Rückschau möglicherweise anderes suggeriert). Vergangene Obduktionsverhältnisse auf heutige Weiterbildungsassistenten zu übertragen, führt daher leicht zu Überlastungs-Frustration [31]. Die Chefärzte mit geringen eigenen Sektionszahlen konnten kein enges, positives Verhältnis zur Obduktion entwickeln, fühlen sich im Seziersaal möglicherweise unsicher und sind grundsätzlich eher der Tätigkeit am Mikroskop zugewandtDie Folge: Immer weniger Chef-, Fach- und Weiterbildungsärzte brennen für die klinische Obduktion. Insgeheim dämmert die Erkenntnis: „Das Problem mit der Obduktion heute könnten wir [selbst] sein." [16] „Der Feind sitzt bereits im eigenen Lager." [32]

Der (kommunikative) Ton macht die Musik

Die Zeiten der alleinigen letzten Deutungshoheit des Pathologen über den finalen Krankheitsverlauf sind vorbei. Moderne Therapieverfahren haben die Gestalt von bekannten Erkrankungen verändert. Klassische makromorphologische Bilder „wie aus dem Lehrbuch" kommen weniger oft zur Demonstration. Finaler Verlauf und Todesursache können oftmals nur im intensiven Diskurs zwischen Klinikern und Pathologen oder erst nach histologischen Untersuchungen endgültig geklärt werden. Eine allmähliche Schwerpunktverlagerung hin zu einer „Pathologie der Therapie" erfordert mehr denn je einen detaillierten Informationsaustausch zwischen Obduzenten und Klinikern und fachliche Kommunikation auf Augenhöhe. In ihrer langfristigen Wirkung nicht zu unterschätzen ist deshalb die Art, *wie* Sektionsergebnisse dem Kliniker vermittelt werden. Die Atmosphäre einer Organdemonstration sollte keinesfalls besserwisserisch, belehrend oder von fachlichen Eitelkeiten geprägt sein. Wenn sich Assistent, Prosektor und Kliniker als Partner im Ärzteteam begreifen, die gemeinsam mit ihrer Arbeit an verstorbenen einen Beitrag zum Wohl lebender Patienten leisten, sollte fast automatisch ein wertschätzendes, kollegiales Klima entstehen.

Klinische Obduktionen werden, wie oben dargestellt, in der überwiegenden Mehrzahl durch Weiterbildungsassistenten (falls verfügbar) unter fachärztlicher Aufsicht (Prosektor) ausgeführt. Aus Zeitnot oder Bequemlichkeit wird es den Assistenten dann auch oftmals überlassen, die Organe den Klinikern zu demonstrieren. Die Organdemonstration jedoch ist der am meisten unterschätzte Teil der gesamten Sektionsprozedur. Nicht aus dem Sektionsbericht sondern aus der Organdemonstration ziehen alle Beteiligten den schnellsten und größten Nutzen. [15] Mit Rücksicht auf die begrenzte Zeit, die fachliche Augenhöhe und nicht zuletzt auf die Außenwirkung der Prozedur sollte die Organdemonstration erst dann den Assistenten übertragen werden, wenn der Prosektor einschätzt, dass sie ihr in jeder Hinsicht gewachsen sind. Ständig unterbrechendes Präzisieren, Erläutern, Ergänzen und Einordnen durch den Prosektor stören die doch so wichtige Informationsübermittlung. Der Assistent fühlt sich dabei in seiner Rolle als weiterzubildender Anfänger vorgeführt und der klinische Arzt sich möglicherweise als „Übungsobjekt" missbraucht.

Sprachliche, kommunikative und fachliche Demonstrations-Routine sollte zunächst pathologie-intern erworben werden, d.h. im Rahmen der „Organübergabe" an den Prosektor. Mit zunehmender Erfahrung werden Weiterbildungsassistenten früher oder später von sich aus das Bedürfnis verspüren, direkt mit dem Kliniker zu kommunizieren.

Der Respekt vor den ärztlichen Kollegen und den trauernden, auf das Sektionsergebnis wartenden Angehörigen gebietet es, dass der schriftliche Sektionsbericht binnen kürzester Zeit die Adressaten erreicht [33]. Ein vorläufiger Sektionsbericht kann ein einfaches Mittel sein, den Kliniker zu gewinnen und die Nachfrage nach Obduktionen zu sichern. Nur innerhalb einer kurzen Zeitspanne, in der ein Patient dem behandelnden Arzt noch frisch im Gedächtnis ist, beeinflussen die bei der Obduktion gewonnenen Erkenntnisse sein Verständnis und seine Interpretation des individuellen Krankheitsverlaufs. „Jeder [bis zu seiner Fertigstellung] verstrichene Tag vermindert die Wirkung des Sektionsberichts auf die Klinik." [34] Für die ärztlichen Auftraggeber eines Instituts für Pathologie hat neben der Qualität v.a. die Schnelligkeit der histologischen Befundung hohe Priorität. Wie sehr im Kontrast dazu stehende, überlange Sektionsberichts-Fristen dem Ruf eines Instituts schaden, wird oft unterschätzt.

Der Obduktionsbericht ist für den Patienten und seinen behandelnden Arzt nicht mehr „lebenswichtig". Mittlerweile agiert eine junge Ärztegeneration, die im digitalen Medienzeitalter mit neuzeitlichen Formen der Informationsaufbereitung aufgewachsen ist. Die althergebrachte Textform des Sektionsberichts mit ihrer ganz eigenen Grammatik und häufig langatmigen Aufzählungen vermag heutige Klinikärzte kaum zu fesseln. [28] Beeinflussen neben einer möglichst zügigen Übermittlung womöglich auch Struktur und Form seine klinische Attraktivität und Akzeptanz? Dem könnte durch eine zeitgemäße optische Gestaltung des Sektionsberichts Rechnung getragen werden. Ein auf das tatsächliche Informationsbedürfnis des Klinikers verknappter, übersichtlicher und mit Fotos von entscheidenden Befunden angereicherter (vorläufiger) Obduktionsbericht könnte mit den heute schon vorhandenen technischen Mitteln binnen kurzer Zeit erstellt werden. Ein solches Angebot aus der Pathologie kann derart überzeugend sein, dass die Kliniker es von sich aus nutzen *wollen*, und nicht erst durch moralische Appelle zu mehr Obduktionen bewegt werden *müssen*. Die pathologieintern angestrebte standardisierte Abfassung von Obduktionsberichten [35] kann sicherlich ihre Kontrollierbarkeit und Vergleichbarkeit verbessern, ginge jedoch in der bisher vorgeschlagenen Form zu Lasten ihrer Ausstrahlung und Anziehungskraft. Eine ausführliche, standardisierte, in aller gebotenen Gründlichkeit und der dazu benötigten Zeit verfasste Version im Sektionsarchiv zur wissenschaftlichen Nutzung und Auswertung einerseits, sowie eine schnelle, tabellarische, klinikerfreundliche (vorläufige) Version andererseits schließen sich nicht aus, sondern könnten einander ergänzen in dem Bemühen um mehr und bessere Obduktionen.

Obduktion 2.0 oder weiter wie bisher?

In ärztlichen Stellenausschreibungen, auf Fortbildungsveranstaltungen und bei Kongressen ist die klinische Obduktion praktisch kein Thema mehr. Lediglich im Zusammenhang mit COVID-19 wurde sie durch Verbandsvertreter sowohl pathologie-intern als auch in der Öffentlichkeit wieder ins Gespräch gebracht. [36] [37] Ob die kurzfristige Etablierung eines Deutschen Registers von COVID-19 Obduzierten Fällen (DeRegCOVID) [38] den Beginn eines Aufschwungs markiert, bleibt abzuwarten. Die makromorphologische und sektionstechnische Wissensbasis wird jedenfalls zunehmend schmaler. [11] [12] War sie früher eine aktive, innovative Kraft in der Medizin, so brachte die Obduktion an sich in den letzten Jahren keine echten Pionierleistungen mehr hervor. Gern wird auf länger zurückliegende Verdienste verwiesen, z.B. die Aufdeckung von Gesundheitsgefahren durch Industrieprodukte, Asbest - Mesotheliom, Thromboseneigung durch Ovulationshemmer, Thrombosen nach Endothelschäden durch bestimmte Venenkatheter, Analgetikanephropathie, AIDS, Erforschung von Krankheiten des Nervensystems etc. [39] [40] Es stellt sich allerdings die Frage, ob heutzutage solche Krankheitsbilder überhaupt noch systematisch im Seziersaal aufgespürt werden können. Radiologiebasierte Projekte werden (und sollen) aus unterschiedlichen Gründen auf absehbare Zeit die klinische Obduktion in praxi nicht verdrängen oder ersetzen, allenfalls punktuell bereichern können. Die Sektion wird seit Jahrzehnten mehr oder weniger unverändert durchgeführt und erscheint dadurch oft als antiquiertes Relikt in der modernen high-tech-Medizin. Wenn sie nicht weiterentwickelt wird, dann könnte sie in Zukunft keine Akzeptanz mehr bei den Adressaten finden.

Voraussetzung für jegliche Modernisierungsbestrebungen ist ein deutliches berufspolitisches Bekenntnis zur Obduktionspathologie. Die vorrangige Beschäftigung mit den unmittelbar beeinflussbaren pathologieinternen Gründen für die niedrige Obduktionsfrequenz erscheint zielführender, als die Verantwortung für die Misere primär den äußeren Umständen zuzuschreiben. Ansatzmöglichkeiten für eine notwendige Erneuerung der Prozedur gibt es reichlich. Einige der nachfolgend in willkürlicher Reihenfolge aufgelisteten Vorschläge werden z.T. schon seit Jahren nicht diskutiert. Diese Tatsache belegt ein weiteres Mal den pathologieinternen Bedeutungsverlust des Themas.

- Schaffung einer Subspezialisierung Obduktionspathologie [41]
- Vor allem kleinen und ländlichen Kliniken Autopsiemöglichkeiten anbieten in regionalen Zentren mit relevanten Sektionszahlen und konzentrierter Expertise zur Pflege und Weiterentwicklung der Prozedur sowie zur lokal zentralisierten Sicherung der Obduktionsbasis für die Facharztweiterbildung [12]
- Verstärkte Einbindung entsprechend aus- und weitergebildeter akademischer medizinischer Fachpräparatoren in die vielfältigen Aufgaben rund um Obduktionen zur zeitlichen Entlastung der ärztlichen Obduzenten [42]
- Organisatorische Konzentration aller administrativen Sterbefallangelegenheiten der Krankenhäuser in die Institute für Pathologie anstelle des zunehmenden Outsourcings [43]
- Aufbau einer modernen Sektionsinfrastruktur unter Verwendung der finanziellen Zuflüsse aus der Obduktionsvereinbarung
- Organdemonstrationen routinemäßig als interne Fortbildung für *alle* Ärzte (nicht nur für die behandelnden) und Pflegekräfte im Krankenhaus anbieten. Präsentation interessanter Sektionsfälle für interne Fortbildungen
- Möglichst niedrige bürokratische Hürden für klinische Obduktionen innerhalb des Krankenhauses schaffen, wenig Schreibarbeit, online-Formulare.
- Konsequente Modernisierung von Struktur und Form der Sektionsberichte, stärkere Unterscheidung klinischer und wissenschaftlicher Bedürfnisse, deutliche Verkürzung der Berichtsfristen, Schaffung eines zentralen Obduktionsregisters [44] [37]
- Stärkere Re-Thematisierung der klinischen Obduktion innerhalb des Medizinstudiums
- Mehr Öffentlichkeitsarbeit zur besseren Information der Bevölkerung. Wer entscheiden können soll, muss informiert sein.

Die AG Obduktion beim Vorstand des Bundesverbandes Deutscher Pathologen wäre ein geeignetes Gremium, sich dieser und weiterer Vorschläge anzunehmen. Bei der praktischen Umsetzung sind die Kliniken in die Pflicht zu nehmen. Wie oben gezeigt wurde, ist die Obduktion als ständige Qualitätssicherungsmaßnahme eine fachübergreifende Aufgabe, die zwar durch die Pathologie auszuführen ist, aber nicht allumfassend aus eigener Kraft bewältigt und schon gar nicht erzwungen werden kann. Die Pathologen können nicht länger allein dafür verantwortlich sein, die Obduktion in den Köpfen der Kliniker zu verankern. Ohne die grundsätzliche Bereitschaft und Unterstützung durch die Krankenhäuser wird es nicht funktionieren. Entweder die Qualitätssicherung durch Obduktionen wird durch die Kliniken gewollt und gefördert, oder sie stirbt aus.

Fazit

Offizielle Verlautbarungen der Pathologie bedauern bislang die Situation der klinischen Obduktion. Konkrete Schritte zur Lösung der Krise sind jedoch nicht erkennbar. Für kurzfristige Verbesserungen i.S. höherer Obduktionszahlen sollten zuerst die pathologieinternen und krankenhausorganisatorischen Ursachen für die Misere in den Blick genommen werden. Hier gibt es diverse Ansatzpunkte, über die eine Renaissance der klinischen Obduktion mit guten Erfolgschancen begonnen werden kann. (Tab.1)

Tabelle 1: Pathologie-interne Aspekte der Obduktionsmisere

Pathologie-interne Ursachen für den Rückgang der Obduktionszahlen	Pathologie-interne Ansatzpunkte für eine Steigerung der Obduktionszahlen
Abneigung gegen Obduktionen	fachärztliche Subspezialisierung „Obduktion"
	mit der Eingangsdiagnostik gleichrangiger interner Stellenwert der Obduktion
Struktur der Facharztweiterbildung Pathologie	intensive Betreuung im Seziersaal durch sektionstechnisch und makromorphologisch erfahrenes Personal
	Organdemonstrationen als Pflichtveranstaltung für alle Weiterbildungsassistenten
organisatorische Trennung von der Sterbefallbearbeitung im Krankenhaus	Übernahme der Sterbefallbearbeitung mit Einflussmöglichkeiten auf die Krankenhausadministration und die Obduktionszahlen (Formulargestaltung, Angehörigengespräche, Info-Material, Leichenschauschein-Kontrolle etc.) [42] [45]
Zeitmangel, mangelnde Finanzierung	stärkere Förderung (akademischer) medizinischer Fachpräparatoren mit entsprechenden Anforderungen
	Erreichen der Mindestanforderungen der Obduktionsvereinbarung gemäß § 9 Abs. 1a Nr. 3 KHEntgG
lange Berichtsfristen	mit der Eingangsdiagnostik gleichrangiger interner Stellenwert der Obduktion
	klinikfreundlicher schneller (vorläufiger) Bericht
altmodische Berichtsstruktur	klinikfreundliche „Kurzversion"
	standardisierte „Archiv-Version"
mangelnde Öffentlichkeitsarbeit	stärkeres Bekenntnis zu Obduktionen als gleichrangigem Teil des beruflichen Spektrums + Selbstverständnisses
	verstärkte Presse- und Öffentlichkeitsarbeit pro obductionem

Weiterhin nichts Substantielles zu unternehmen, straft die eigenen Lippenbekenntnisse Lügen und insinuiert, dass diejenige Fachdisziplin, welche die klinische Obduktion eigentlich bis zuletzt verteidigen sollte, endgültig vor den Verhältnissen kapituliert. Das sollte dann aber auch offen zugegeben werden, auch wenn niemand gern als Totengräber der klinischen Obduktion in die Pathologie-Annalen eingehen möchte. So würde einerseits für alle Beteiligten (einschließlich der klinischen Kollegen) Klarheit geschaffen und andererseits ehrlicher Wille und weitere Bemühungen auf Seiten der Obduktionsbefürworter nicht unnötig weiter strapaziert werden.

Zusammenfassung

Hintergrund:

Die dauerhaft niedrigen Obduktionszahlen in Deutschland haben vielfältige Ursachen, von denen ein nicht unerheblicher Teil im fachinternen Verhältnis der Pathologie zur klinischen Obduktion und in der Krankenhausorganisation zu suchen ist. Die Obduktionsvereinbarung gemäß § 9 Abs. 1a Nr. 3 KHEntgG zwischen dem GKV-Spitzenverband, dem Verband der Privaten Krankenversicherung und der Deutschen Krankenhausgesellschaft bietet Anlass, die pathologieinternen Beweggründe zu diskutieren.

Fragestellungen:

Welchen Anteil am Niedergang der klinischen Obduktion haben die Akteure auf Seiten der Pathologie? Wie könnte die Beseitigung der offensichtlichen pathologieinternen Hindernisse zu steigenden Obduktionszahlen führen, wenn ihnen Priorität vor den äußeren Widrigkeiten eingeräumt würde?

Material und Methode:

Literaturrecherche, Analyse öffentlich zugänglicher berufsständischer Verlautbarungen, Vergleich mit eigenen Erfahrungen

Ergebnisse:

Aufseiten der Pathologie ist eine Diskrepanz festzustellen zwischen öffentlichem, standespolitisch motiviertem Beklagen der geringen Obduktionsraten einerseits und dem praktischen Handeln im Berufsalltag andererseits. Letzteres ist in vielen Details nicht dazu geeignet, höhere Sektionszahlen zu erzeugen. Pathologieinterne Ursachen für die Regression der klinischen Obduktion bieten umgekehrt Ansatzpunkte für eine mögliche Trendwende.

Schlussfolgerungen:

Wenn das praktische Handeln im Berufsalltag vieler Pathologen als Ausdruck mangelnden Wollens zu werten ist, die klinische Obduktion zu erhalten, dann sollte sie offiziell beerdigt werden, um ihren dann ohnehin unvermeidbaren Tod nicht weiter hinauszuzögern.

Falls die Sektionskompetenz aber tatsächlich in der Fachrichtung gehalten werden will, bieten die aufgezeigten internen Ansatzpunkte nach den Erfahrungen des Autors zumindest gute Chancen auf höhere Obduktionsraten.

Wollen Krankenhäuser auch in Zukunft ihre fachübergreifende Qualitätssicherung auf Obduktionen gründen, muss ihre diesbezügliche konkrete Unterstützung der Pathologie stärker als bisher eingefordert werden.

Schlüsselwörter:

Autopsie, klinische Obduktion, Sektionszahlen, Sektionsbericht, Qualitätssicherung

Abstract

Background:

The permanently low autopsy numbers in Germany have a variety of causes, a not insignificant part of which can be found in the internal relationship between pathology and clinical autopsy and in the hospital organization. The post-mortem agreement between the German statutory health insurance, the association of private health insurance and the German hospital society offers reason to discuss the pathology-internal motives.

Objectives:

What part in the decline of the clinical autopsy do the actors have on the pathology side? How could the removal of the obvious obstacles within pathology lead to increasing numbers of autopsies if they were given priority over external adversity?

Methods:

Literature research, analysis of publicly available professional pronouncements, comparison with own experiences

Results:

On the pathology side, there is a discrepancy between public, politically motivated complaining of the low autopsy rates on the one hand and tangible acting in day-to-day work on the other. In many details, the latter is not suitable for generating higher autopsy numbers. Conversely, pathology-internal causes for the regression of the clinical autopsy offer starting points for a possible turnaround.

Conclusions:

If the practical behavior in everyday life of many pathologists is to be seen as an expression of a lack of willingness to maintain the clinical autopsy, then it should be officially buried so as not to delay their inevitable death.

However, if the post-mortem competence actually wants to be kept in the pathology area, the internal starting points shown offer at least good chances for higher autopsy rates according to the experience of the author.

If hospitals want to base their interdisciplinary quality assurance on post-mortems in the future, then their specific support for pathology in this regard must be demanded more than before.

Keywords:

post-mortem, autopsy pathology, autopsy rate, quality assurance, autopsy report

Bibliographie

1   Gradistanac, T., Wittekind, C. (2011) Obduktion als Instrument der Qualitätssicherung – Leipzig. Pathologe [Suppl 2] (32):287–291, DOI 10.1007/s00292-011-1466-7

2   Wittekind, C., Gradistanac, T. (2018) Obduktionen als Instrument der Qualitätssicherung. Dtsch Ärztebl 115 (39): 653-58

3   Erlmeier, F., Weichert, W., Knüchel, R., Andruszkow, J. (2017) Erwachsenenobduktionen im letzten Jahrzehnt in Deutschland. Pathologe (38): 430–437, DOI 10.1007/s00292-017-0319-4

4   van den Tweel, J.G., Wittekind, C. (2015) The medical autopsy as quality assurance tool in clinical medicine: dreams and realities. Virchows Arch (2016) 468:75–81. DOI 10.1007/s00428-015-1833-5

5   Groß, D. Leichen öffnen für wissenschaftliche Zwecke aus medizinethischer Sicht. Vortrag auf der Tagung zum Thema "Leichenöffnung für wissenschaftliche Zwecke" des Instituts für Ethik und Recht in der Medizin, Wien 19.11.2019. https://www.ierm.univie.ac.at/fileadmin/user_upload/i_ierm/Veranstaltungen/Gross_Leichenoeffnung_Wien_19112019.pdf zugegriffen: 16.07.2020

6   Petros, K., Wittekind, C. (2014) Die Obduktion – ein Verfahren der Medizingeschichte? Med Klin Intensivmed Notfmed 109:115–120

7   Jütte, R., Dietel, M., Rothschild, M.A. (2016) Autopsie: Lässt sich der Trend sinkender Sektionsraten umkehren? Dtsch Arztebl 113 (46): A-2094 / B-1743 / C-1725

8   https://www.aerzteblatt.de/nachrichten/106099/Aerztekammer-Westfalen-Lippe-fuer-mehr-Obduktionen?rt=328b72d792d624c73d9853920d059c40 zugegriffen: 31.01.2020

9   GKV-Spitzenverband (Hrsg.) Vereinbarung zu klinischen Sektionen gemäß § 9 Abs. 1 a Nr. 3 KHEntgG (Obduktionsvereinbarung) zwischen dem GKV-Spitzenverband, Berlin, dem Verband der Privaten Krankenversicherung, Köln, - gemeinsam - und der Deutschen Krankenhausgesellschaft, Berlin. https://www.gkv-spitzenverband.de/media/dokumente/krankenversicherung_1/krankenhaeuser/abrechnung/zu___abschl aege/2017_07_19_KH_Obduktionsvereinbarung.pdf zugegriffen: 16.07.2020

10   Sulik, J. (2016) Autopsie: Wesentlich komplexer. Dtsch Arztebl 113 (49): A-2268 https://www.aerzteblatt.de/archiv/184470/Autopsie-Wesentlich-komplexer zugegriffen: 30.05.2019

11   Friemann, J. Obduktionsfrequenz fast auf Null-Linie. In: Die Pathologie im Gesundheitswesen. Gesellschaftspolitische Kommentare 43 (Juni 2002) Sonderheft 3, Bonn, S.10. https://www.pathologie.de/pathologie/broschuerenveroeffentlichungen/gesellschaftspolitische-kommentare-gpk/?eID=downloadtool&uid=450. zugegriffen: 13.03.2020

12   Geller, S.A. (2015) Who will do my autopsy? Arch Pathol Lab Med 139 (Editorial) https://www.ar chivesofpathc03.2020logy.org/doi/pdf/10.5858/arpa.2014-0396-ED zugegriffen: 13.03.2020

13   Friemann, J. (2019) Akut gefährlich. Dtsch Arztebl 116 (38): A-1668 / B-1377 / C-1349 https://www.aerzteblatt.de/archiv/209911/Leichenschau-Akut-gefaehrlich zugegriffen: 09.02.2020

14   Schweickardt, C. (2010) Der Wandel des Berufsbilds des Pathologen. In: Knoblauch, H. et al. (Hrsg.) Der Tod, der tote Körper und die klinische Sektion. Duncker & Humblot, Berlin 2010, S. 137-146, S. 143

15   Sulik, J. Postmortale Klugschwätzerei oder final audit. Wem nützen Obduktionen im Krankenhaus.
https://www.researchgate.net/publication/312116545_Postmortale_Klugschwatzerei_oder_final_audit
_Wem_nutzen_Obduktionen_im_Krankenhaus zugegriffen: 14.06.2019

16   Hooper JE. (2020) The problem with autopsy today may be us. [editorial]. Autops Case Rep
[Internet]. 10(1):e2020142. https://doi.org/10.4322/acr.2020.142 Available from:
https://www.researchgate.net/publication/338725281_The_problem_with_autopsy_today_may_be_us
zugegriffen: 16.07.2020

17   Riepert, T., Friemann, J. (2010) Obduktionen - ein aktueller Klassiker. Der Pathologe (31):
246–247. https://doi.org/10.1007/s00292-010-1287-0

18   https://www.aerztezeitung.de/politik_gesellschaft/berufspolitik/article/945555/drg-zuschlag-
pathologen-obduktion-vereinbarungen.html?sh=35&h=-66654594 zugegriffen: 13.03.2020

19   Bundesverband Deutscher Pathologen e.V. (Hrsg.) Indikationsliste zur Durchführung von
klinischen Obduktionen (Stand 23. April 2014)
https://www.pathologie.de/?eID=downloadtool&uid=1342 zugegriffen: 13.03.2020

20
https://www.pathologie.de/fileadmin/user_upload/Mitgliederzeitschrift/2008/03.2008/patho_3_2008_
Mitgliedermagazin_September_3.2008.pdf zugegriffen: 13.03.2020

21
https://www.pathologie.de/fileadmin/user_upload/Mitgliederzeitschrift/2004/03.2004/patho_3_2004_
Mitgliedermagazin_September_3.2004.pdf zugegriffen: 13.03.2020

22
https://www.pathologie.de/fileadmin/user_upload/Mitgliederzeitschrift/2016/2.2016/pathopunkt_2_16
_gesamt_12.07.04.pdf zugegriffen: 13.03.2020

23   Friemann, J. Die Obduktionsvereinbarung vom 19.07.2017 - ein Aufbruch? Vortrag i.R. der
Berliner Gesellschaft für Pathologie am 10.04.2018 (mit freundlicher Genehmigung)

24   Sulik, J. (2020) Das Obduktionsgespräch mit Hinterbliebenen. Dilemma und
Herausforderung. Klinikarzt; 49(01/02): 32-38 DOI: 10.1055/a-1080-0050

25   K. Nestler, T. Gradistanac , C. Wittekind (2008) Evaluation des klinischen Nutzens
der Obduktion. Eine Untersuchung am Institut für Pathologie des Universitätsklinikums Leipzig.
Pathologe 29:449–454 DOI 10.1007/s00292-008-1094-z

26   N.N., Lotsen der Therapie. Der Spiegel (1997) S. 208-212

27   https://www.pathologie-dgp.de/die-dgp/aktuelles/meldung/mehr-sichtbarkeit-
selbstbestimmung-und-einfluss-fuer-unser-fach/ zugegriffen: 13.03.2020

28   Tóth, C. (2010) Obduktionen 2010. Pathologe 31, 297–302.
https://doi.org/10.1007/s00292-010-1285-2

29   Reichelt, A. The Final Audit. In: Abolz, H.-H. (Hrsg.) Argument Berlin, Sonderband,
Band 14 von Jahrbuch für Kritische Medizin. Argument-Verlag GmbH 1989, S.138-147, S.142.
http://www.med.uni-magdeburg.de/jkmg/wp-
content/uploads/2013/03/JKM_Band14_Kapitel13_Reichelt.pdf. zugegriffen: 15.07.2020

30   Bundesärztekammer (Hrsg.) (Muster-)Weiterbildungsordnung 2018 in der Fassung vom
28.04.2020. https://www.bundesaerztekammer.de/fileadmin/user_upload/downloads/pdf-
Ordner/Weiterbildung/20200428_MWBO_2018.pdf zugegriffen: 07.07.2020

31

https://www.pathologie.de/fileadmin/user_upload/Mitgliederzeitschrift/2014/3.2014/patho.punkt_3-2014.pdf zugegriffen: 13.03.2020

32   Du-Chèsne, A., zit. in pathologie.de 2004; 3 (4/04), S.16
https://www.pathologie.de/fachinfos/mitgliedermagazin-patho/ zugegriffen: 16.07.2020

33   Siebert, J.R. (2009) Increasing the Efficiency of Autopsy Reporting. Arch Pathol Lab Med 133: 1932-1937. https://www.archivesofpathology.org/doi/full/10.1043/1543-2165-133.12.1932 zugegriffen: 13.03.2020

34   Sinard, J.H., Blood, D.J. (2001) Quality Improvement on an Academic Autopsy Service. Arch Pathol Lab Med. 125:237–245; S.239/240
https://www.archivesofpathology.org/doi/full/10.1043/0003-9985%282001%29125%3C0237%3AQIOAAA%3E2.0.CO%3B2 zugegriffen: 13.03.2020

35   Wittekind, C., Habeck, J.-O., Gradistanac, T. (2014) Vorschläge zur standardisierten Abfassung von Obduktionsberichten. Pathologe 35:182–190, DOI 10.1007/s00292-013-1885-8

36   https://www.aerzteblatt.de/nachrichten/111792/COVID-19-Pathologen-fuer-moeglichst-zahlreiche-Obduktionen#comments zugegriffen: 14.07.2020

37   https://www.aerzteblatt.de/nachrichten/113781/Infektionsdiagnostik-in-aerztlicher-Hand-belassen zugegriffen: 14.07.2020

38   https://www.pathologie.de/?eID=downloadtool&uid=1994 zugegriffen: 16.07.2020

39   Dhom, G. (1980) Aufgaben und Bedeutung der Autopsie in der modernen Medizin. Dtsch Ärztebl 75 (11): 669-672

40   Moch, H. (2011) Dokumentation der diagnostischen Qualität im Krankenhaus. Auswertung der Autopsieberichte. Pathologe 32: 282–286 DOI 10.1007/s00292-011-1521-4

41   van den Tweel, J.G. (2008) Autopsy pathology should become a recognised subspecialty. Virchows Arch. 452(5): 585–587. doi: 10.1007/s00428-008-0595-8

42   Sulik, J. (2014) Der Pathologists′ Assistant als Obduzent. Mögliches Vorbild für die Übertragung ärztlicher Aufgaben an Medizinalfachberufe in Deutschland, München, GRIN Verlag, https://www.grin.com/document/268861 zugegriffen: 13.03.2020

43   Haque, A., Cowan, W. T. , Smith, J. H. (1991) The decedent affairs office: A unique centralized service. JAMA 266 (10): 1397-1399.

44   Alves, A.T., Luis, P., Oliveira, P. et al. (2015) Standardized Autopsy Report and Online Death Certificate in Portugal – A Joint Collaboration of the College of Pathology and the Directorate-General of Health (DGS). Laboratory Investigation 28.
https://www.researchgate.net/publication/275963415_Standardized_Autopsy_Report_and_Online_Death_Certificate_in_Portugal_-_A_Joint_Collaboration_of_the_College_of_Pathology_and_the_Directorate-General_of_Health_DGS zugegriffen: 13.03.2020

45   Krywanczyk, A. et al. (2019) Autopsy Service Death Certificate Review. An Educational Experience and Public Health Service. Arch Pathol Lab Med. (2020) doi: 10.5858/arpa.2019-0452-OA. Online ahead of print. zugegriffen: 15.07.2020

BEI GRIN MACHT SICH IHR
WISSEN BEZAHLT

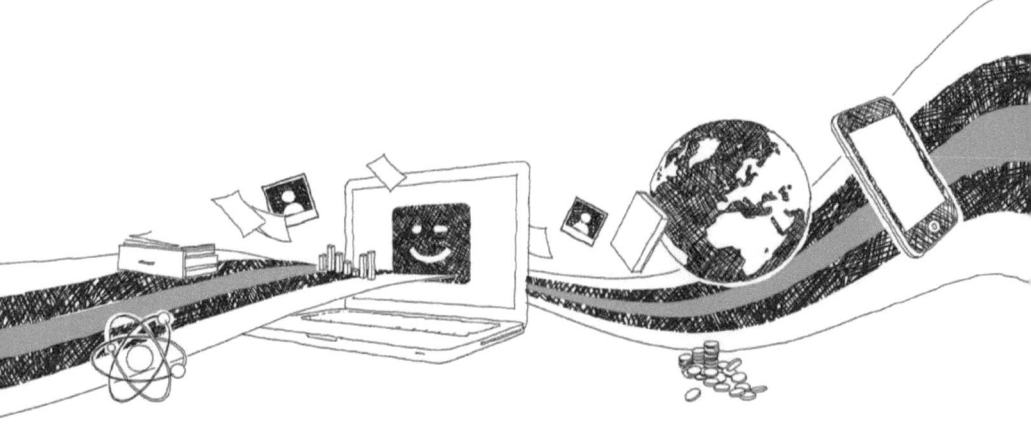

- Wir veröffentlichen Ihre Hausarbeit,
  Bachelor- und Masterarbeit

- Ihr eigenes eBook und Buch -
  weltweit in allen wichtigen Shops

- Verdienen Sie an jedem Verkauf

Jetzt bei www.GRIN.com hochladen
und kostenlos publizieren

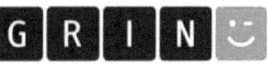